Comités Hospitalarios de Bioética: Una guía metodológica

Casos clínicos

Metodología andragógica para el análisis de casos clínicos

Edgar Rosenberg Ortiz Gutiérrez, MD

CADUCEUS

COMITÉS HOSPITALARIOS DE BIOÉTICA: UNA GUÍA METODOLÓGICA
Casos clínicos
Metodología andragógica para el análisis de casos clínicos

Editado por: Corporación Ígneo, S.A.C.
para su sello editorial Caduceus
José Olaya 169, Ofic. 504, Miraflores. Lima, Perú
Primera edición, febrero, 2026

ISBN: 978-956-424-067-1

Se terminó de imprimir en febrero de 2026 en:
ENOTRIA S.A.
Av. Nicolás Ayllón 2890. Ate, Lima – Perú

www.grupoigneo.com
Correo electrónico: contacto@grupoigneo.com | Teléfono: +51 955 071 270
Facebook: Grupo Ígneo | X: @editorialigneo | Instagram: @grupoigneo

Contenido

Dedicatoria

A mi amada esposa Myriam Ivet y a mis queridos hijos Alejandro, Myriam, Edgar Emmanuel y Rubén Emmanuel por ser la luz que guía mis días, por su amor inagotable, su comprensión y el aliento que me impulsa a seguir.

A mis padres, el Dr. Rubén Ortiz Martínez(+) y la Sra. Celeste Aída Gutiérrez Ancira por los principios que sembraron en mí, por su ejemplo de vida, su entrega y la fortaleza que hoy me sostiene.

Y a mi tutor, Dr. Yanill Brancacho por su orientación constante, su apoyo generoso y su fe en este proyecto que hoy se hace realidad.

Y principalmente a Dios, fuente de sabiduría y luz en mi vida.

Con el corazón lleno de gratitud, dedico este logro a ustedes, pilares de mi camino.

Sobre el autor

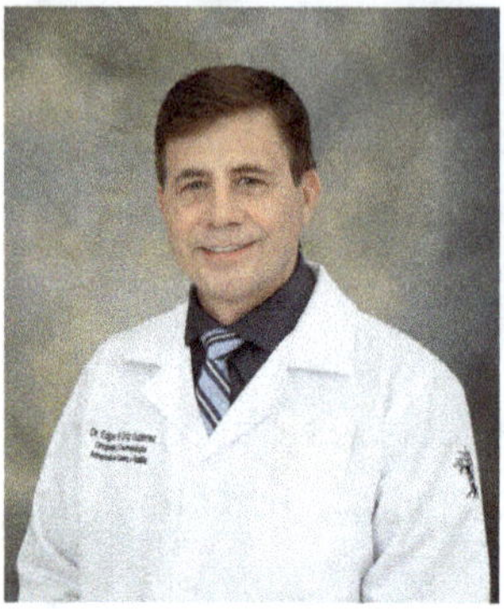

El Dr. Edgar R. Ortiz Gutiérrez es un destacado médico cirujano y ortopedista con una sólida trayectoria académica y profesional. Originario de Monterrey, Nuevo León, ha consolidado una carrera caracterizada por la excelencia clínica, la formación continua y el compromiso ético en el ejercicio médico.

Realizó sus estudios de Médico Cirujano y Partero en la Universidad Autónoma de Nuevo León (UANL), donde obtuvo su título en 1987. Posteriormente, se especializó en Ortopedia y Traumatología en el Hospital Universitario «Dr. José E. González» de la misma institución (1990-1994), consolidando su formación en el tratamiento de enfermedades y lesiones del sistema músculo-esquelético. Complementó su preparación con un adiestramiento en artroplastía de cadera y rodilla en el Hospital Regional ISSSTE de Monterrey (1994-1995), lo que le permitió profundizar en técnicas quirúrgicas avanzadas.

Además de su sólida base médica, el Dr. Ortiz ha destacado por su interés en el ámbito académico y humanístico. Obtuvo una Maestría en Bioética por el Colegio de Bioética de Nuevo León (2009), que evidencia su preocupación por los dilemas éticos de la práctica médica contemporánea y su compromiso con la atención centrada en la dignidad humana. Más adelante, cursó una Maestría en Educación Superior en la Universidad Valle Continental (2018), fortaleciendo su perfil como docente y formador de nuevas generaciones de profesionales de la salud.

En el ámbito administrativo y académico, el Dr. Ortiz culminó un Doctorado en Administración con acentuación en Instituciones Educativas en el Centro Regional de Estudios Administrativos (2022), lo que demuestra su capacidad para vincular la gestión organizacional con la enseñanza y la ética profesional. Finalmente, en 2024, completó un Doctorado en Bioética en el Instituto de Investigación Bioética, reafirmando su liderazgo intelectual y su compromiso con la reflexión ética aplicada a la medicina.

El Dr. Edgar Ortiz Gutiérrez se distingue, por tanto, como un profesional integral, con una sólida base médica, una profunda formación ética y una orientación hacia la educación y la gestión institucional. Su trayectoria refleja una constante búsqueda de excelencia y un compromiso con los valores humanistas que sustentan la práctica médica moderna.

Lista de abreviaturas

PCR: Reacción en Cadena de la Polimerasa

T: Timina

Mg: Miligramos

C: Citocina

Resumen

Comités Hospitalarios de Bioética: Una guía metodológica. Metodología andragógica para el análisis de casos clínicos tiene por objetivo fundamental ser una guía para los diferentes Comités Hospitalarios de Bioética (CHB) e, incluso, de Ética Hospitalaria, que permita facilitar el trabajo mediante una metodología probada para el análisis de casos que les sean sometidos, así como la toma de decisiones que se deban llevar a cabo.

La intención no es dotar de un mecanismo infalible o irrefutable, sino más bien ofrecer una nueva opción —y no porque sea novedosa, sino porque, a nuestro juicio, no se ha utilizado dentro de los CHB—, en la que los adultos (miembros de los CHB, cuyas características personales, de tiempo y profesión son particularmente distintas entre sí) puedan realizar un análisis homogéneo en cuanto a la estructura y heterogéneo en cuanto a las particularidades de cada miembro, de los casos clínicos que se les sometan.

En este sentido, los alcances han sido relevantes, puesto que nuestra propuesta hace énfasis en la universalización del método del caso para ser utilizado como herramienta —que no la única— para resolver las cuestiones que sean sometidas a los CHB. Por otro lado, ha sido importante destacar que, a diferencia de otras herramientas, esta ha resultado perfectamente aplicable a cada uno de los miembros de los comités, independientemente del estatus personal, desarrollo académico o experiencia profesional de quienes los componen; elementos estos indispensables en la conformación de los CHB.

Finalmente, podemos destacar que, efectivamente, el método del caso, como herramienta andragógica, es útil y profundamente práctico, lo que permite constatar que es aplicable a cualquier CHB.

Introducción

La presente guía tiene como objetivo fundamental la aplicación de la metodología andragógica para la educación bioética, en la discusión de casos dentro del contexto de los Comités Hospitalarios de Bioética. Esta propuesta resulta novedosa por partir de la epistemología del objeto de estudio, al tratarse de adultos quienes se van a formar.

Para ello, se busca exponer la naturaleza de la conformación del CHB, ya que, desde su origen y designación, muestra como problema la deshomogenización cultural como una variante constante en su estructura. Los miembros, al no tener una misma formación académica, se dedican a distintas actividades dentro de la amplia gama que presenta la diversidad social y cultural; además, las edades de las personas que participan son variadas.

La complejidad del perfil del grupo requiere ser observada para lograr una amalgamación del pensamiento bioético durante el análisis de casos clínicos, aprovechando los elementos constitutivos de la andragogía como disciplina que se ocupa de la educación y el aprendizaje del adulto (RAE).

El problema en la aplicación de la andragogía adquiere su dimensión práctica en la acción formativa del adulto, en el proceso de orientación individual y social que le permite desarrollar sus capacidades de autodeterminación, diferenciando, por lo tanto, las finalidades de los procesos formativos. Sin embargo, nos encontramos ante el hecho novedoso de formar adultos mediante una metodología ya fundada, experimentada y aplicada en otros campos.

En este sentido, cabe mencionar que el fundamento de nuestra propuesta proviene de la experiencia aportada, como parámetro principal, por la Universidad de Harvard, que, en un primer momento, logró transpolar la manera en que se realizan los estudios de caso en la Facultad de Medicina a otras dos áreas —el Derecho y los Negocios— de manera muy exitosa.

En efecto, es el método del caso, entendido este como la herramienta principal para la enseñanza, el que facilita el aprendizaje no solo desde un punto de vista teórico, sino, primordialmente, práctico, ya que los casos analizados tanto en el área del Derecho como en los Negocios representan experiencias reales (vividas) y permiten la comprensión del fenómeno de manera vivencial, para lograr conclusiones plausibles y aplicables (IESE, 2021).

Ahora bien, nuestra propuesta novedosa dista del ambiente académico de la universidad (ya sea en la Facultad de Medicina, de Derecho o de Negocios) y busca aplicarse en un entorno de formación totalmente distinto: los Comités Hospitalarios de Bioética (CHB), donde los miembros cuentan con bagajes de formación académica y de vida profundamente dispares y, sin embargo, deberán coexistir, por así decirlo, de manera heterogénea y procurar llegar a conclusiones lo más homogéneas posible.

Así las cosas, los argumentos de la andragogía como metodología pretenden justificarse, en primer término, explicando y exponiendo el modo en que el adulto conoce, desarrolla y aplica su conocimiento.

La necesidad de una metodología que permita una objetividad cierta es indispensable para llegar a conclusiones claras y consensuadas. De no hacerlo, el fin para el que está hecho el CHB (Comité Hospitalario de Bioética) no se cumpliría (CONBIOÉTICA, 2015).

En este sentido, el objetivo que se pretende alcanzar es lograr que los miembros de los distintos comités de bioética hospitalarios (CHB), que por su configuración deben ser adultos con diversos contextos sociales y educativos, puedan aportar sus conocimientos y experiencias al análisis de los casos clínicos que se presenten, y así alcanzar conclusiones viables y objetivas para la solución de los mismos.

Así, el propósito de esta guía, desde el punto de vista inductivo, facilitará la obtención de resultados de tipo cualitativo orientados al óptimo análisis de los casos clínicos que se presenten a cada CHB. Con ello, la metodología será la base de toda discusión, pues promete que la formación de los adultos que integren dichos comités cuente con una estructura homogénea que facilitará el diálogo y la interpretación que surjan.

El análisis de situaciones reales permitirá trasladar el proceso de aprendizaje al estudio de los eventos clínicos a los que se enfrentan los CHB y, de ahí, que nos atrevamos a proponerlo como una opción viable, objetiva y sostenible para el uso consuetudinario dentro de dichos comités (IESE, 2021).

Finalmente, nos atrevemos a afirmar que, dado que el objetivo de los Comités Hospitalarios de Bioética es aportar soluciones, conclusiones o sugerencias a los casos clínicos que se les presentan mediante un proceso claro, robusto y eficiente —a saber, el método del caso—, encontramos en él las herramientas indispensables para que dicho objetivo se cumpla (IESE, 2021).

De tal forma, influye de manera positiva y trascendente en la consolidación de la imagen del Comité Hospitalario de Bioética al lograr profundizar en elementos éticos y bioéticos que orienten las soluciones o propuestas derivadas de los casos de discusión, con tomas de decisión acordes al contexto real.

Como consecuencia de lo anterior, el valor social de nuestra propuesta conlleva dos consideraciones. Por un lado, permitirá la formación, desde una metodología andragógica seria y validada, de cada uno de los miembros de los CHB, quienes, a su vez, podrán compartir el modo de analizar sus tareas no solo con sus colegas, sino también con las personas que les son próximas (familiares, colaboradores, amigos). Por otro lado, facilitará la resolución de los casos presentados de manera oportuna, lo que permitirá que el trabajo de los CHB sea eficiente y que esto, a su vez, sea el cauce para que el impacto y el buen desarrollo de la bioética —que es la materia de estudio principal— se den de manera contundente y beneficien, por lo tanto, el quehacer del hospital al que están llamados a servir.

Con lo anterior, es viable afirmar que las ciencias que se abordarán durante el proceso de implementación —que no es otra cosa que la formación de cada uno de los miembros de los CHB— serán, en primer lugar, la pedagogía (aplicada en este caso a adultos: seamos claros, la andragogía) y, de manera paralela, se abordarán aspectos de filosofía aplicada, psicología y sociología, todo ello en función del buen desarrollo de un planteamiento bioético con alcances profundamente prácticos, medibles y, finalmente, replicables.

Antecedentes

Si bien el concepto pedagógico descrito para la educación superior no distingue, en su acepción, la diferencia entre educar a niños o a adultos, los planes curriculares y contenidos didácticos tampoco lo hacen: incluyen jóvenes con edades de 18 años o más. Es en el ejercicio profesional donde se aplican los saberes aprendidos; algunas veces, la forma de conducirse refleja el currículo oculto de los programas educativos —no incluidos oficialmente— y que, en ocasiones, se manifiestan como conductas profesionales negativas. Por ello, las estrategias de enseñanza se verían enriquecidas si se aprovecharan las diferentes habilidades de los grupos etarios, como aparece en el proceso educativo de la andragogía al referirse a adultos.

Conscientes de la diversidad de perfiles profesionales y de las diferencias de edad en los grupos de comités hospitalarios de bioética y comités de ética en investigación y biotecnología propuestos por CONBIOÉTICA (*Guía para la formación de Comités de Bioética Hospitalarios*), la presente guía profundiza —de acuerdo con lo que hemos venido comentando— en la aplicación de una metodología andragógica probada denominada método del caso, cuyo éxito se ha demostrado por más de cien años en diversos ámbitos de las ciencias y la vida cotidiana, y cuya validez no ponemos en discusión. Esta es, en efecto, la razón fundamental de nuestra guía y nuestro ensayo: buscamos la aplicación de esta metodología con implicaciones bioéticas concretas y con alcances formativos para adultos —que serán los miembros de los diversos comités de bioética hospitalarios—, aplicables al buen cauce de los casos clínicos presentados, logrando con ello que la heteronomía exigida para la conformación de dichos comités se vea enriquecida con la homogenización de la aproximación que a cada caso se dé.

De la pedagogía a la andragogía en Bioética

Si bien la educación tradicional abandera el concepto de pedagogía, las diferencias entre pedagogía y andragogía son patentes, como se muestra a continuación:

En la educación de las primeras etapas de la vida, el propósito general es «moldear» las estructuras psicológicas de los niños y adolescentes (UNESR, 1979: 54). En la educación de los adultos este proceso es diferente, debido a que el propio proceso de maduración de esta etapa de la vida posibilita que el adulto pueda aceptar o rechazar las ideas, experiencias y valores de la sociedad en que vive y en la cual ha adquirido derechos y obligaciones como ciudadano, al igual que los demás adultos. En esta etapa de la vida se tienen capacidades para apreciar y decidir respecto a lo que es conveniente personal, familiar y socialmente.

Pedagogía y andragogía. En oposición a la pedagogía, del griego *paidos* ('niño') y *agogus* ('guía de'), la andragogía proviene de la acepción *andros* ('hombre'). Y aquí cabe una mención, dado el contexto en el que se desarrolla la presente guía: aceptamos el concepto de *andros* ('hombre') no de manera excluyente al concepto de *mulier* ('mujer'), sino como incluyente y, además, igualitario, al modo como la palabra *anthropos* ('hombre', en el sentido de 'ser humano') considera a ambos géneros, al ser humano, a la persona.

Sobre el concepto de andragogía

La primera referencia a este término aparece en el año 1833, en el libro *Las ideas educacionales de Platón*, del profesor alemán Alexander Kapp, quien plantea que el aprendizaje no solo tiene como fuente al profesor, sino también a la autorreflexión y a la experiencia de vida. Aun cuando Kapp no desarrolla una teoría, presenta la andragogía como una necesidad práctica para la educación de adultos.

El término *andragogía* fue reintroducido por Malcom Knowles en EUA en 1984. De acuerdo con el autor, se refiere a *«el arte de enseñar a los adultos a aprender»*. En su libro editado en 1989, describe las circunstancias que lo llevaron a utilizar esta terminología: «Mientras conducía una experiencia en la Universidad de Boston en 1967, se me acercó un educador yugoslavo, Dušan Savićević, para decirme: "Malcom, estás predicando y practicando andragogía". Le repliqué: "¿Cuál agogía?", pues nunca antes había oído ese término. Entonces me explicó que había sido acuñado por Alexander Kapp 134 años antes» (Knowles, M. S. *et al.*, 1984).

De acuerdo con Knowles, el aprendizaje del adulto se sustenta en dos atributos principales:

- Los aprendices poseen autonomía y la capacidad de dirigir el sentido de su aprendizaje.
- El profesor pasa a ocupar un rol de facilitador del aprendizaje en lugar de ser un transmisor de información, otorgando un mayor énfasis a la posibilidad del aprendiz de elegir sus propios requerimientos más que ceder al control del experto (Knowles, M. S., 1986).

Consideraciones generales sobre la andragogía

Esta guía se fundamenta en un concepto de educación no tradicional orientado a formar a los miembros de los diferentes Comités de Ética en Investigación para que adquieran las bases necesarias que les permitan comprender y participar en la solución de los distintos casos médicos que se les presenten, pues estos requieren una disposición constante y decidida hacia la innovación y el cambio, así como hacia la participación y la construcción reflexiva y creativa. Esto exige la incorporación articulada y coherente de ciertos elementos andragógicos consecuentes con el concepto propuesto para el análisis de casos.

Fuentes curriculares para justificar una andragogía

Tradicionalmente, se denomina *fuentes del currículo* a los campos de la realidad social, educativa y disciplinar que proveen elementos informativos apropiados para diseñar y desarrollar el currículo de un determinado nivel, modalidad o trayecto formativo.

Académicamente, existe consenso en reconocer que son tres las fuentes que se valoran como las más significativas, por brindarnos, desde su particularidad y procedencia heterogénea, los elementos concretos y complementarios necesarios para realizar una correcta fundamentación curricular. Estas fuentes son:

a. Epistemológico-profesional
b. Sociocultural
c. Psicopedagógica

Origen epistemológico-profesional

Esta fuente se origina en las disciplinas científicas y contribuye a la búsqueda de su estructura interna, su constructo y su concepción (Coll, 1987). Asimismo, la comprensión de cómo se forja históricamente el conocimiento científico ha asumido, habitualmente, una correspondencia con una determinada manera de entender los procesos de aprendizaje en los sujetos; de tal forma que, a partir de la intersección de ambos componentes, se diseñan y desarrollan estrategias de enseñanza y aprendizaje.

La andragogía se ha fundamentado y trabajado en tres grandes campos: como disciplina científica, como proceso educativo integral y como actividad profesional (Coll, 1987).

Como disciplina científica, la andragogía ha desarrollado un corpus teórico fundamentado en principios filosóficos, psicológicos y sociológicos que le otorgan características propias y distintivas al diseño e implementación de procesos educativos para las personas adultas, así como un conjunto de conocimientos sobre su historia, metodología y propuestas. Estos principios y conocimientos permiten distinguir con claridad las características que diferencian al estudiante en la etapa de la adultez de las del niño y el adolescente.

En la primera mitad del siglo XX, la educación de adultos no se consideraba en función de las características biológicas, sociales y psicológicas de los sujetos destinatarios del servicio, sino por su situación educativa (analfabetos o con instrucción básica incompleta) y por el tiempo que podían dedicar al aprendizaje.

A partir del fin de la Segunda Guerra Mundial y del inicio de una época de transformaciones aceleradas, la educación de adultos comenzó a considerarse una actividad permanente y no representada por una determinada proporción temporal. La andragogía empezó a vislumbrarse como un proceso totalizador. Malcom Knowles (2001:57) la definirá a partir de la siguiente referencia:

> Una definición internacional de educación de adultos fue propuesta en 1966, en una reunión de veintiséis educadores que representaban ocho países. Su conclusión fue que (...) la educación de adultos es un proceso por el cual las personas que ya no asisten a la escuela de tiempo completo (...) prosiguen actividades secuenciales y organizadas con la intención consciente de producir cambios en información, conocimientos, comprensión, destrezas, apreciación y actitudes. (...) El verdadero propósito de la educación de adultos es ayudar a la gente a comprender la racionalidad del orden y la seguridad en un mundo de rápidos cambios, a construir sus fines realmente en términos adecuados, y a ayudar a las personas a comprender sus problemas, descubrir los recursos a su alcance y encontrar el camino hacia la solución de sus problemas y el logro de sus fines dentro de situaciones corrientes (Timetoast, 2020).

En esta referencia, si bien persiste el factor de proporción temporal, la educación de adultos se concibe como una necesidad de todas las poblaciones adultas y una actividad que la sociedad no puede ignorar para su desarrollo en todos los ámbitos.

Sin embargo, habría que considerar, tal como lo plantea Ludojoski, que la andragogía debe encontrar su fundamento no exclusivamente en lo social, sino necesariamente en las características biológicas, psicológicas y sociales de los adultos. Este teórico parte de la definición de *adulto* (1986:20) para fundamentar la andragogía:

> El adulto es el hombre considerado como un ser en desarrollo histórico y el cual, heredero de su infancia, salido de la adolescencia y en camino hacia la vejez, continúa el proceso de individualización de su ser y su personalidad.

Los criterios que utiliza Ludojoski (1986:20-26 y 31) para determinar el concepto de adulto son los siguientes:

a. La aceptación de responsabilidades.
b. El predominio de la razón.
c. El equilibrio de la personalidad.
d. La evolución psicofísica de su estructura morfológico-corporal, así como de sus sentimientos y pensamientos.
e. La asimetría como nota típica del adulto en la plenitud de sus potencialidades.

A partir de esta consideración del sujeto adulto, Ludojoski (1972:30-31) plantea la siguiente definición de andragogía:

> (Es) el empleo de todos los medios y modalidades de la formación de la personalidad puesta a disposición de todos los adultos sin distinción alguna, ya sea que hayan cursado solo la enseñanza primaria, secundaria o incluso la superior. Se trata, pues, de la educación de la totalidad de una población que, considerando las posibilidades y las necesidades de los individuos que la componen, se propone prestarles todo el apoyo necesario para

lograr el mayor perfeccionamiento de su personalidad dentro del ámbito de sus relaciones.

Con estas consideraciones, podemos afirmar que la andragogía, como disciplina científica, debe fundamentarse en el estudio y análisis del hecho andragógico.

Comités Hospitalarios de Bioética: método casuístico

¿Cómo aplicar la metodología andragógica para el análisis de dilemas en casos clínicos en los CHB?

Los Comités Hospitalarios de Bioética son espacios de reflexión, análisis, orientación y educación acerca de los dilemas que surgen en la atención médica (CONBIOÉTICA, 2015: 19).

Se constituyen como órganos interdisciplinarios y plurales que, en ningún caso, pueden sustituir la responsabilidad de los médicos hacia los pacientes ni imponerse a sus decisiones, ya que su carácter es únicamente consultivo.

Sus funciones principales son tres: la consultiva, la orientadora y la educativa. Esta última abarca un conjunto de actividades que ayudan a los miembros de la comunidad institucional a incorporar información, conocimientos y conductas acordes con los aspectos bioéticos elaborados y definidos por el Comité.

El abordaje de casos con problemas ético-clínicos puede definirse como la dificultad en la toma de decisiones frente a un paciente, en cuya resolución es necesario referirse a valores y principios que determinen lo que debe ser hecho, en oposición a lo que simplemente puede hacerse o se hace con frecuencia.

Entre las estrategias de abordaje para el análisis de casos se encuentra la confrontación del miembro del comité con situaciones problemáticas de la vida real, con el fin de propiciar su estudio y análisis. De esta manera, se pretende entrenar a las personas en la generación de soluciones. El caso es una relación escrita que describe una situación ocurrida en la vida de una persona, familia, grupo o institución. Su aplicación como estrategia de aprendizaje radica en que no proporciona soluciones, sino datos concretos para reflexionar, analizar y discutir en grupo las posibles alternativas al problema que presenta. Se trabaja en pequeños grupos para analizar, comparar y contrastar sus posibles soluciones con las de otros; se fomenta el trabajo colaborativo y la toma de decisiones compartidas.

El método del caso, en este sentido, es un modo de enseñanza en el que las personas aprenden sobre la base de experiencias y situaciones de la vida real, lo que les permite construir su propio aprendizaje en un contexto que las aproxima a su entorno. Este método se basa en la participación activa y en procesos colaborativos y democráticos de discusión de la situación planteada.

El problema o dilema representa situaciones complejas de la vida real, planteadas de forma narrativa a partir de datos que resultan esenciales para el proceso de análisis. Constituyen una excelente oportunidad para que las personas pongan en práctica habilidades que también son requeridas en la vida cotidiana, como la observación, la escucha, el diagnóstico, la toma de decisiones y la participación en procesos grupales orientados a la colaboración.

El método casuista o casuístico, propuesto por A. R. Jonsen, M. Siegler y W. J. Winslade (2010), parte del principio de que no se debe comenzar estableciendo grandes teorías o principios abstractos, sino estudiando los casos concretos que plantea la praxis sanitaria. Para estos autores, la bioética es «una disciplina que brinda un enfoque estructurado con el fin de identificar, analizar y resolver las cuestiones éticas que nacen en el campo de la medicina clínica».

Carlos Llano, fundador del Instituto Panamericano de Alta Dirección de Empresa (IPADE), señala que esta herramienta metodológica es útil porque es práctica, refleja la realidad y permite la generación de hábitos virtuosos, así como el desarrollo de alternativas viables para la solución de problemas igualmente reales.

En este sentido, el método del caso, como herramienta andragógica —si el término lo permite—, es, a nuestro juicio, el medio a través del cual es posible la aplicación real y práctica de lo que nuestra investigación propone. Es decir, dentro de los comités de bioética hospitalarios es posible aplicar una metodología para la formación de los adultos (objeto de la andragogía) que permita, por un lado, respetar la exigencia de un comité de bioética heterogéneo y, por otro, favorecer la homogenización de los análisis a partir de dicha metodología.

En esta línea, consideramos oportuno señalar, por un lado, los pasos a seguir para aplicar nuestra metodología y, por otro, las habilidades y competencias que esta desarrolla.

Pasos y habilidades (competencias) desarrolladas dentro de la metodología del caso

a. Análisis de hechos
b. Síntesis de problemas
c. Análisis de alternativas de solución
d. Nueva síntesis: toma de decisión o conclusiones sobre el caso clínico.

a. Análisis de hechos

El análisis de los sucesos, fuera de toda suposición, que presenta cada caso clínico es indispensable. El proceso fenomenológico planteado por Edmund Husserl, denominado *epojé* ('suspensión del juicio de valor del fenómeno estudiado'), constituye un buen argumento para comprender lo que la metodología del caso busca al enfatizar el aspecto del análisis de hechos.

Efectivamente, lo que se pretende es abordar cada caso clínico sin ninguna valoración —ya sea moral, religiosa, profesional u otra— que pudiera llegar a «contaminar» dicho análisis. La primera premisa que debe considerarse al estudiar un caso clínico es que los acontecimientos que allí se narran ocurrieron de esa manera y, por lo tanto, la información que se aporta en dicho análisis es toda la necesaria para, una vez seguido el proceso de identificación de problemas, análisis de alternativas de solución, etcétera, poder tomar una decisión o llegar a una conclusión sobre el tema.

No se trata, pues, de suponer. El miembro del comité hospitalario no tiene razón alguna para emitir un juicio previo sin antes haber analizado el caso. No debe adelantarse a señalar culpables (si el acontecimiento clínico lo amerita), ni considerar hechos que no aparezcan en los documentos aportados para el análisis. Ni suponer ni emitir juicios de valor: el análisis de hechos busca únicamente ceñirse a los acontecimientos redactados y presentados para cada caso clínico y, si fuera necesario y prudente, solicitar más información.

Finalmente, el análisis de hechos nos permitirá esbozar y justificar el segundo de los objetivos que plantea esta metodología, propuesta para su aplicación en los comités hospitalarios.

b. Síntesis de problemas

Por otro lado, la síntesis puede entenderse como la capacidad intelectual mediante la cual es posible, primero, unificar la información recibida y, segundo, señalar los aspectos más relevantes de dicha información.

En este sentido, y teniendo como antecedente el análisis de hechos —ya desarrollado en el inciso A) de este apartado—, la síntesis deberá realizarse del siguiente modo:

- Ubicar, al menos, tres problemas detectados dentro del análisis de los hechos.
- Una vez identificados los problemas que surgen de dicho análisis, comenzar a cuestionarse acerca de sus causas, con el fin de llegar a la causa principal de los mismos; es decir, se trata de encontrar el problema principal.
- Señalar el problema principal para proceder al siguiente paso —inciso C— del proceso metodológico propuesto en este trabajo de investigación.

Conviene, en este punto, ofrecer una definición y profundizar un poco en lo que deberíamos entender por «problema», a fin de homologar el concepto y lograr que, en la medida de lo posible, todos los involucrados comprendan de manera similar aquello de lo que se está hablando.

Así, podemos entender el *problema* como el *gap* (brecha) que existe entre la situación actual (aquella que se indica en los hechos, es decir, la «real») y la situación ideal o aquella que más se acerque al deber ser, que respete además los derechos y la dignidad humana y que no deje de lado aquellos principios básicos y fundamentales propuestos en diversas investigaciones y publicaciones que, si bien no corresponde profundizar aquí, vale la pena mencionar, pues expresan nuestra convicción: los principios y valores propuestos por el *personalismo*.

Por otro lado, es necesario señalar las dos características fundamentales que, a nuestro juicio, tiene cualquier problema (la *brecha* o *gap* entre la situación actual y la ideal):

1. **Tiene solución.** Esto es, si no tiene solución, entonces no podemos identificarlo como un problema. O, dicho de otro modo, es posible reducir o acortar la «distancia» —la brecha, el *gap*— entre la situación actual y la pretendida.
2. **Dicha solución está en nuestras manos.** De no ser así, podríamos estar ante un problema —sí—, pero no ante *nuestro* problema, sino más bien ante uno ajeno. Por lo tanto, no tendría sentido «perder el tiempo» abordándolo.

Habiendo, pues, detectado los problemas que el caso presenta a partir del análisis de los hechos, y habiendo, asimismo, identificado la causa que los provoca —es decir, la causa eficiente o problema principal—, es necesario pasar ahora al tercero de los pasos de nuestra metodología propuesta para su aplicación dentro de un comité hospitalario de bioética.

c. Análisis de alternativas de solución

Habiendo dicho lo anterior, una vez más surge la necesidad de realizar un nuevo análisis. Ahora, sin embargo, se trata de desarrollarlo a partir de la identificación del problema principal, en el entendido de que, como ya se ha señalado, todo problema tiene solución y que dicha solución está en nuestras manos.

Así las cosas, en esta tercera parte del proceso del método del caso, debemos proponer alternativas para su solución. Para ello, será necesario plantear al menos tres alternativas al problema principal detectado.

Las razones que justifican la necesidad de señalar, por lo menos, tres alternativas son básicamente las siguientes:

a. No sesgamos la posible solución del problema; es decir, no «apostamos» por una sola decisión o conclusión.
b. Evitamos, al proponer solo dos alternativas, caer en un dilema en el que el ejercicio de nuestra libertad se vea coaccionado.
c. Al proponer al menos tres alternativas, podemos analizar las opciones presentadas y, de este modo, perfilar una decisión clara, profunda y contundente para la solución del caso que se nos ha planteado.

d. Toma de decisión o conclusiones sobre caso clínico

La toma de decisiones o la conclusión sobre el caso clínico presentado constituye el aspecto fundamental de todo comité hospitalario de bioética. De ahí la necesidad de profundizar en los elementos que participan en este proceso final.

Antes que nada, conviene mencionar que se trata de una nueva y última síntesis. Nueva, en cuanto que los elementos que en ella intervienen resultan de un análisis previo de los hechos, y final, porque se nutre también de una primera síntesis: la identificación de los problemas.

Esta síntesis —de la solución, conclusión o toma de decisión sobre el caso— se construye a partir de los hechos relevantes previamente analizados, el problema principal identificado y las alternativas de solución propuestas en las etapas anteriores.

La tarea, por tanto, consiste en encontrar la mejor de las alternativas y proponer cuál de ellas resulta más viable, más justa, la que respete en mayor medida los derechos y la dignidad de todos los involucrados en el caso, y la que permita generar antecedentes que sirvan —en términos legales, y a modo de analogía— como «jurisprudencia».

Esta síntesis, en la toma de decisiones, en las conclusiones o en la solución del caso, deberá basarse siempre en la realidad del mismo. Es decir, por ningún motivo debería considerarse viable una solución, conclusión o decisión que, lejos de fomentar una vía objetiva y razonable para la resolución del caso presentado, conduzca a interpretaciones absurdas o, en definitiva, poco factibles.

Resulta evidente que, al no existir un método o proceso claramente definido y homologado para el análisis de casos clínicos por parte de los miembros de los comités hospitalarios de bioética, dichos análisis, si bien alcanzan los objetivos generales que se buscan dentro de los comités, podrían —desde nuestra perspectiva y a partir de lo que proponemos como tesis— mejorar sustancialmente en la consecución de esos fines.

Se ha señalado que la andragogía constituye el parámetro de enseñanza para adultos más adecuado y justo para nuestros propósitos, por un lado; mientras que, por otro, hemos indicado que consideramos el análisis de casos una metodología definida e idónea para emplearse como herramienta metodológica en el estudio de los casos clínicos dentro de un comité hospitalario de bioética.

Los objetivos que buscamos con la aplicación de esta metodología en los comités hospitalarios de bioética son los siguientes:

1. Homologación del análisis de los casos clínicos.
2. Objetividad: claridad en la identificación de los hechos que rodean cada caso, así como en la determinación de los problemas, señalando el problema principal.

3. Compromiso en la solución del problema planteado en el caso.

1. Homologación del análisis de los casos clínicos

Sabemos que la integración de los comités de ética hospitalarios, por disposición legal, se establece a partir de la divergencia y pluralidad de sus miembros. Estos comités requieren la participación de médicos especialistas, expertos en ética o bioética, y de al menos un representante de la sociedad y/o de alguna religión.

De ahí que ni las experiencias de vida, ni las académicas, ni las profesionales sean las mismas. Por lo tanto, la manera en que cada uno de los integrantes se aproxima al análisis de los casos clínicos que se les presentan puede resultar sesgada —en el caso de un profesional de la salud que solo considere los aspectos físico-biológicos— o limitada —en el caso de un docente cuya experiencia en temas médicos sea reducida.

Por esta razón, la metodología del caso ofrece las bases para la homologación deseada, ya que cada miembro del comité, independientemente de su formación académica, se verá en la necesidad —o, más propiamente dicho, en la oportunidad de asimilación— de recorrer y experimentar cada uno de los pasos que la metodología propone.

Metodología andragógica para el análisis de casos clínicos

La andragogía no es presentada por Knowles como una teoría con base empírica, sino como un conjunto de cinco asunciones fundamentales:

1. **Concepción personal del aprendizaje.** Esto implica el conocimiento de los estilos de aprendizaje de cada persona (Llano, 2001). Durante el proceso de maduración del individuo, el concepto de sí mismo transita desde una condición dependiente a una condición autodirigida. El adulto es capaz de establecer sus propias necesidades de aprendizaje y de encontrar los medios para satisfacerlas.
2. **Rol de la experiencia.** El adulto va adquiriendo una experiencia creciente que constituye una fuente importante para el aprendizaje. La experiencia previa actúa como base de sustento para el nuevo aprendizaje, que se consolida de manera más significativa. Además, crea un contexto adecuado para la adquisición de conocimientos y habilidades.
3. **Orientación a la aplicación del aprendizaje.** El interés del adulto por aprender está estrechamente ligado al desarrollo de tareas relacionadas con su rol social. Los adultos otorgan más valor a los aprendizajes que se vinculan con las demandas inherentes a su vida cotidiana.

4. **Aprendizajes orientados (con propósito).** A medida que el individuo madura, modifica su perspectiva del aprendizaje, pasando de una aplicación futura a una aplicación inmediata. Por ello, en el adulto el aprendizaje está más centrado en la resolución de problemas concretos que en la mera adquisición de conocimientos teóricos. Los adultos valoran más los aprendizajes que pueden aplicar a las situaciones reales que enfrentan.
5. **Motivación intrínseca.** Los adultos tienen una mayor tendencia a estar motivados por factores internos: el deseo genuino de encontrar soluciones y alcanzar metas personales, más que por incentivos externos o gratificaciones.

Pedagogía y andragogía. En oposición a la pedagogía, del griego *paidos* ('niño') y *agogus* ('guía de'), la andragogía proviene de *andros* ('hombre').

Mientras que la educación de los niños y jóvenes necesariamente es bilateral, el proceso andragógico puede ser unilateral o bidireccional: el adulto puede dirigir su propio proceso de formación, mientras que el niño y el joven requieren la orientación de otros sujetos que medien. El educador de adultos cumple una función distinta dentro del proceso educativo: actúa como orientador o facilitador, más que como maestro en el sentido tradicional; es decir, es un andragogo.

La metodología propuesta no puede entenderse sin un enfoque claro orientado a la solución del caso clínico que se presente al CHB. En este sentido, el planteamiento de la solución tiene como requisito fundamental los objetivos previamente establecidos en este apartado de la investigación.

Este tercer y último objetivo de la metodología del caso encuentra su sustento en los dos anteriores. No se puede llegar a una solución si no se logra una verdadera homogenización del conocimiento, ni tampoco si no se alcanza la objetividad.

Etapas propuestas para la metodología

1. Estudio y análisis individual del caso

La metodología del caso exige una revisión personal, por parte de cada uno de los miembros del CHB, de cada caso clínico que se presente.

La exigencia del análisis no implica un estudio profundo o crítico del caso, sino más bien un abordaje desde la perspectiva académica, profesional y personal del miembro del comité.

Los objetivos de este estudio y análisis previo son:

a. Detectar y señalar los hechos (acontecimientos) más relevantes del caso presentado.
b. Indicar cuáles son los problemas a los que el caso se enfrenta.
c. De los problemas anteriores, señalar el problema principal.
d. Plantear alternativas de solución o sugerencias sobre el problema principal encontrado.
e. Indicar cuál sería la solución o sugerencia planteada de manera individual.

2. Discusión dentro del comité

La discusión dentro del Comité Hospitalario de Bioética (CHB) permitirá a sus miembros redescubrir la importancia de los hechos detectados y confirmar o no si el problema señalado de manera individual es, efectivamente, el principal.

Esta deliberación conjunta permitirá, además, identificar con mayor claridad las alternativas planteadas por los distintos miembros y llegar a un consenso respecto del problema principal, de modo que la solución o la sugerencia resultante sea homologada y coherente con los valores bioéticos del comité.

3. Conclusiones, con un miembro como monitor o guía para la decisión final

La función del monitor o guía, desempeñada por uno de los miembros del Comité Hospitalario de Bioética, consiste en propiciar el consenso dentro del grupo para que la decisión, comentario o sugerencia que surja respecto del problema principal analizado sea producto de la reflexión colectiva.

Esta etapa de conclusión es la más importante de todo el proceso de análisis del caso, ya que en ella se centra y se justifica el quehacer mismo del Comité Hospitalario de Bioética.

Argumentos bioéticos

La metodología del caso, como herramienta andragógica, permite, como se ha señalado a lo largo de la presente investigación, su aplicación en diversos ámbitos del quehacer humano. Su origen fue, claramente, la práctica médica; de ahí, la Universidad de Harvard la trasladó al ámbito del derecho y, posteriormente, al de los negocios. Nuestra propuesta, en este sentido, busca que ahora sea aplicada al análisis de casos clínicos de corte bioético dentro de los comités hospitalarios.

En consecuencia, la novedad de nuestra propuesta nos lleva a afirmar que la bioética, como ciencia, pero también como saber ordinario —es decir, aquel que cualquier persona puede desarrollar por el solo hecho de poseer una visión moral de la vida y del respeto que esta implica—, puede y debe considerarse aplicable al análisis de los casos clínicos que se presenten.

Aportes de la andragogía a la bioética

¿Cómo se realiza la integración del proceso andragógico en el método casuístico?

El adulto es un sujeto desarrollado en los planos físico, psicológico, económico, antropológico y social; capaz de actuar con autonomía en la sociedad en que vive y de definir metas por alcanzar. Su condición, por lo tanto, es radicalmente distinta de la del niño y del adolescente en todos los planos señalados. Esto permite, en el campo educativo, distinguir, conceptualizar, diseñar y desarrollar un hecho o proceso andragógico (UNESR, 1979: 32).

Desde una perspectiva biológica y psicológica, el ser adulto, considerado como sujeto educativo, interactúa en un ambiente físico, social, económico, tecnológico y cultural determinado, condicionado por factores de diversa índole. Tiene necesidades básicas que satisfacer, produce bienes y genera servicios, transforma la naturaleza y se transforma a sí mismo. Además, posee características psicológicas particulares que lo diferencian tanto social como individualmente.

Histórica y antropológicamente, el adulto mantiene una trayectoria temporal. Es producto de un proceso de individualización cultural que lo conecta con la historia de su pueblo, de su nación y de la humanidad en general; historia que, a su vez, refleja su proceso de formación como individuo y como miembro del género humano. A partir de su historia, el ser humano enlaza de generación en generación su desarrollo cultural, tecnológico, político y económico. Por ello, puede afirmarse que la educación del adulto tiene un sentido histórico.

El ser humano es, por naturaleza, un ser social, lo que lo lleva a buscar permanentemente formas de asociación con otros y estrategias para lograr mejores resultados en sus relaciones sociales. Esta tendencia lo impulsa a desarrollar modos de vida cada vez más complejos y, al mismo tiempo, a acumular estructuras conceptuales que le permiten comprender progresivamente lo que denominamos «realidad». Dichas estructuras se sistematizan y socializan a través de los procesos educativos. La realidad abarca tanto lo natural y lo social como las estructuras cognitivas del propio ser humano.

Desde el punto de vista de la capacidad productivo-transformadora del ser humano, los procesos educativos comprenden lo ***ergológico*** (relativo al trabajo). Los procesos económicos, en general, y los procesos laborales, en particular, son factores que condicionan y se ven condicionados por los procesos educativos. Por ello, una de las diferencias sustanciales entre la educación de niños y jóvenes y la educación de adultos surge precisamente de este ámbito ergológico.

La división del trabajo social conforma distintas ramas ocupacionales y profesionales, en las que los seres humanos participan a partir de su fuerza de trabajo calificada. Por su parte, la división social del trabajo deriva de la manera en que se organizan los procesos productivos. Estos procesos influyen de manera decisiva en la formulación de una filosofía política, la cual se considera al momento de establecer los fines de la educación en cualquier etapa de la vida.

En principio, tales fines —y, en particular, los de la educación de los adultos— deberían formularse con el propósito de promover el desarrollo integral del ser humano. Sin embargo, el hecho andragógico no puede ignorar al *homo faber* u *homo economicus*, quien, mediante su trabajo, transforma la naturaleza, se transforma a sí mismo y contribuye al desarrollo de la humanidad.

Funcionalidad del hecho o proceso andragógico

El proceso andragógico es real, objetivo y concreto debido a que:

- Existe el sujeto adulto como una realidad biológica, psicológica, económica y social.
- El adulto es susceptible de educarse durante todas las etapas de su vida.
- La sociedad necesita educar a sus miembros.

El problema en la aplicación de la **andragogía** adquiere su dimensión práctica en la acción formativa del adulto, en el proceso de orientación individual y social que le permite desarrollar sus capacidades de autodeterminación. Existe la posibilidad de que la plasticidad propia de un ser autónomo permita establecer las diferencias sustanciales entre la educación de los niños y adolescentes y la de los adultos, diferenciando, por lo tanto, las finalidades de los procesos formativos.

El hecho andragógico —es decir, la actividad educativa en la vida adulta— es distinto de los procesos educativos en los que participan niños y jóvenes. En primer lugar, porque no existe una mediación entre una generación joven y una adulta; no se trata de que una generación transmita a otra más joven su cultura. En segundo lugar, no existe, en sentido estricto, un maestro encargado de imponer los elementos culturales del segmento de la población adulta a otro más joven.

La andragogía únicamente puede diseñar, debido a las características del ser adulto, procesos individualizados que consideren las particularidades de cada sujeto, valorando el trabajo colectivo, grupal, mutuo y colaborativo. Esta situación no es difícil de concretar, ya que los adultos, por sus experiencias cotidianas, están habituados al trabajo en equipo.

Condicionantes del proceso o hecho andragógico

En la actividad andragógica pueden reconocerse con relativa facilidad las condiciones que la caracterizan:

Confrontación de experiencias

La actividad educativa de los adultos puede orientarse a brindar elementos culturales —valores, conocimientos y procedimientos— que el sujeto no haya adquirido, pero, fundamentalmente, desde una perspectiva cultural, profesional y social, la actividad andragógica se concibe como la confrontación de la experiencia entre dos adultos.

La riqueza del ser adulto radica en su experiencia: en lo que sabe, lo que ha vivido, lo que ha realizado, lo que piensa y lo que siente. La experiencia humana es heterogénea, y enriquecerla para mejorar, adaptarse y resolver de manera satisfactoria las problemáticas que se presentan constituye una de las principales motivaciones para diseñar e implementar procesos educativos permanentes.

En la actividad andragógica se desvanece la diferencia entre educador y educando. Ambos son adultos con experiencias derivadas de su participación social. El concepto tradicional de «uno que enseña y otro que aprende», «uno que ignora y otro que sabe» deja, en teoría, de existir dentro de la práctica andragógica para transformarse en una acción recíproca.

La actividad andragógica es un proceso dinámico, activo, real, concreto, objetivo y esencialmente práctico. El adulto asiste a una institución educativa o inicia de manera individual un proceso formativo para enriquecer su cultura, actualizar o ampliar los conocimientos que ya posee, dinamizar su experiencia, mejorar profesionalmente o simplemente satisfacer intereses y necesidades que surgen en su vida cotidiana.

La racionalidad

Esta se manifiesta en la actividad andragógica en la medida en que el adulto posee elementos de juicio que le permiten reflexionar sobre los contenidos educativos. Dicha racionalidad lo conduce a ampliar sus motivaciones para alcanzar sus objetivos formativos.

La actividad educativa de los adultos puede orientarse a brindar elementos culturales —valores, conocimientos y procedimientos— que el sujeto no haya adquirido; sin embargo, desde una perspectiva cultural, profesional y social, la actividad andragógica se entiende como la confrontación de la experiencia entre dos adultos.

La riqueza del ser adulto radica en su experiencia: en lo que sabe, lo que ha vivido, lo que ha realizado, lo que piensa y lo que siente. La experiencia humana es heterogénea, y enriquecerla para mejorar, adaptarse y resolver de manera satisfactoria las problemáticas que enfrenta constituye una de las principales motivaciones para diseñar e implementar procesos educativos permanentes.

La capacidad de abstracción del adulto

En la actividad andragógica también está presente el pensamiento lógico. El adulto sabe perfectamente por qué y para qué participa en un proceso educativo; por lo tanto, puede apreciar con claridad, y de manera deductiva o inductiva, las consecuencias de sus actos educativos.

Es importante subrayar que la actividad educativa de los adultos se funda en la voluntad y no en la imposición. El adulto estudia, aprende y se forma en torno a finalidades que él mismo ha establecido y que, en muchas ocasiones, el propio educador desconoce. A diferencia de los niños y los jóvenes, el adulto impulsa su educación, la planifica y la lleva a cabo en función de sus propias necesidades e intereses inmediatos, con el propósito de mejorar y consolidar un futuro más estable y satisfactorio.

Integración y aplicabilidad

El proceso de racionalización en la confrontación de experiencias, así como las abstracciones que el adulto deriva de ellas, lo conducen a integrar en su vida y aplicar en su entorno social las nuevas experiencias adquiridas. Este proceso de integración y aplicación posee un carácter funcional que asegura, amplía y diversifica las motivaciones y vivencias del adulto.

Cuando el adulto incorpora a su vida cotidiana sus nuevos aprendizajes, genera un esfuerzo competitivo en su entorno social. En este proceso entran en juego las capacidades de los distintos adultos que interactúan en ese espacio, con el fin de afirmar su liderazgo y demostrar su competencia. Esta acción competitiva, propia de toda conducta humana, debe ser considerada dentro de la actividad andragógica.

La integración de las experiencias previas con las nuevas y su aplicación al trabajo y a la vida social deben orientarse de tal modo que el sujeto adulto se esfuerce cotidianamente por contribuir tanto a su bienestar como al de la sociedad a la que pertenece.

Estas son las consideraciones epistemológicas que posibilitan y hacen viable el desarrollo de procesos de educación superior con fundamento en la andragogía.

En este sentido, resulta especialmente favorable la aplicación de esta metodología andragógica al análisis de casos en los comités de bioética hospitalarios, ya que —insistimos— su uso adecuado permitirá atender y resolver tres desafíos principales:

1. Lograr que los CHB estén integrados por personas provenientes de las más diversas culturas, profesiones

y credos, favoreciendo así la diversidad y la heterogeneidad.

2. Conseguir que los casos analizados por los CHB se estudien de manera homogénea, siguiendo un proceso estructurado.
3. Alcanzar una formación adecuada para cada uno de los miembros de los CHB, brindándoles las herramientas necesarias para el buen desarrollo de las sesiones y permitiendo que los casos sean abordados y resueltos con efectividad y eficacia.

Propuesta

Por todo lo anterior, es posible afirmar que los resultados de nuestra propuesta —¿es posible aplicar una metodología andragógica en los CHB?— son positivos, en la medida en que las discusiones derivadas del análisis de los casos presentados ante los comités se desarrollen de manera heterogénea en su constitución y homogénea en su aplicación práctica.

Esto nos lleva a considerar que, al tratarse de una herramienta ampliamente probada no solo en el ámbito médico, sino también en el jurídico y en el empresarial —y ahora, con nuestra propuesta, en los CHB—, nuestra hipótesis no presenta objeciones desfavorables.

La naturaleza misma de los Comités Hospitalarios de Bioética y el propósito para el que fueron creados exigen, a nuestro juicio, el uso de esta herramienta —el método del caso—, que, insistimos, permitirá alcanzar soluciones homogéneas en contextos heterogéneos, como lo son precisamente los CHB.

Justificación bioética

En la conformación de los integrantes de los comités hospitalarios de bioética existe el mandato de que estos deben ser multidisciplinarios y plurales, e integrarse por personal médico de distintas especialidades, otros integrantes del equipo de salud, expertos en bioética, profesionales de áreas no médicas, abogados con conocimientos en materia de salud y representantes del núcleo afectado. Pueden pertenecer a la propia institución o no, y deben contar con capacitación previa en bioética (Guía CHB, 2015: 20).

La deshomogeneización cultural es una constante en la estructuración de estos comités. Al no poseer todos los miembros una misma formación académica, se dedican a distintas actividades dentro de la amplia gama que ofrece la diversidad social y cultural; además, las edades de los participantes suelen ser variadas.

Tal complejidad en el perfil del grupo requiere ser observada con atención para lograr una verdadera amalgamación del pensamiento bioético durante el análisis de los casos clínicos, aprovechando los elementos constitutivos de la andragogía como disciplina que se ocupa de la educación y el aprendizaje del adulto (RAE).

Dicha fragmentación del conocimiento científico y ético puede generar dificultades en el abordaje y análisis de los casos, provocando entre los miembros la percepción de una mayor complejidad en la solución o confrontación de los problemas y dilemas que surgen en el contexto clínico.

Lo anterior obliga a prestar especial atención a los procesos epistemológicos y andragógicos de la educación, de modo que sean orientados hacia la integración y aprovechen los elementos que aporta una metodología diferente.

Objetivo general

Aplicar la metodología andragógica para el aprendizaje de casos clínicos en los comités hospitalarios de bioética.

Objetivos específicos

1. Homologar el análisis de los casos clínicos.
2. Garantizar la objetividad mediante la claridad en la identificación de los hechos que rodean cada caso, así como en la ubicación de los problemas, señalando el problema principal.
3. Fomentar el compromiso en la solución del problema planteado en cada caso presentado.

Metodología

El estudio se desarrolla con el propósito de seguir el esquema hipotético-inductivo, concebido como cualitativo y de tipo descriptivo, en el que se establece la relación entre las variables: metodología andragógica y los métodos y técnicas aplicados en el proceso de orientación-aprendizaje de casos clínicos en los comités hospitalarios de bioética.

Se utiliza el método hermenéutico, orientado al análisis del discurso de textos, con el fin de profundizar en el conocimiento bioético de la andragogía y su aplicación práctica en la formación de los miembros de dichos comités.

Guía

Guía para la conformación y funcionamiento de comités hospitalarios de bioética (Alineada con las normas y principios de la OMS, CIOMS y UNESCO)

1. Propósito general

El Comité Hospitalario de Bioética (CHB) es un órgano interdisciplinario, plural y consultivo, destinado a analizar, deliberar y emitir recomendaciones en torno a dilemas éticos derivados de la práctica médica, la investigación en salud y la gestión hospitalaria. Su objetivo es orientar la toma de decisiones clínicas y administrativas hacia el respeto por la dignidad humana, los derechos fundamentales de los pacientes, la equidad y los principios universales de la bioética.

2. Tamaño, estructura y funcionamiento básico

- Integración sugerida: entre 7 y 15 miembros, de carácter multidisciplinario.
- Cargos: presidente, vicepresidente, secretario técnico y vocales.
- Duración del cargo: de 2 a 4 años, con posibilidad de renovación.
- Quórum: al menos el 60 % de los miembros deberán estar presentes.

- Reuniones ordinarias: mínimo una vez al mes o cuando un caso lo amerite.
- Revisión anual: evaluación del desempeño y cumplimiento de objetivos.

3. Criterios de heterogeneidad en la integración

El comité deberá asegurar diversidad estructural y representativa, conforme a los principios de la OMS y la UNESCO:

Dimensión	Criterios y justificación
Edad	Combinar generaciones para integrar experiencia acumulada y visiones contemporáneas.
Formación académica	Incluir médicos, enfermeras, psicólogos, juristas, filósofos, teólogos, sociólogos y representantes comunitarios.
Experiencia laboral	Abarcar ámbitos clínicos, administrativos, investigativos y comunitarios.
Religión y cosmovisión	Incorporar diversas perspectivas religiosas, laicas y humanistas, respetando la libertad de conciencia.
Raza y origen cultural	Garantizar representación proporcional a la población atendida.
Orientación sexual e identidad de género	Promover inclusión y espacios libres de discriminación.

4. Criterios de homogeneidad funcional

El comité debe compartir una base homogénea en capacidades éticas y cognitivas:

- Visión objetiva de la realidad: análisis sin sesgos, respeto a la evidencia científica.

- Capacidad de análisis y síntesis: identificación de principios éticos y conclusiones operativas.
- Capacidad para la toma de decisiones éticas: acuerdos mediante deliberación racional y respeto mutuo.

5. Procedimientos de selección y nombramiento

1. Convocatoria abierta a profesionales y miembros de la comunidad.
2. Evaluación curricular y entrevista personal.
3. Nombramiento formal por la dirección del hospital o autoridad reguladora.
4. Formación inicial obligatoria en bioética, ética clínica y derechos humanos.
5. Renovación periódica de integrantes para mantener equilibrio.

6. Capacitación continua

El comité promoverá formación constante en:

- Principios y teorías de bioética.
- Legislación sanitaria y derechos humanos.
- Comunicación empática y resolución de conflictos.
- Andragogía aplicada a la deliberación bioética.
- Método del caso («Harvard Case Method»).

7. Análisis de casos clínicos: enfoque andragógico y método del caso (Harvard)

a) Enfoque andragógico:

- El comité adoptará un enfoque centrado en el aprendizaje experiencial y autónomo de los adultos, reconociendo la diversidad de experiencias profesionales y vitales.
- Deliberación desde la experiencia real.
- Intercambio horizontal.
- Reflexión crítica y construcción colectiva del conocimiento.

b) *Método del caso («Harvard»)*:

1. Presentación del caso clínico garantizando confidencialidad.
2. Identificación de hechos esenciales.
3. Planteamiento del dilema ético central.
4. Discusión estructurada de alternativas y principios éticos.
5. Deliberación grupal y consenso razonado.
6. Síntesis y recomendación final.
7. Retroalimentación formativa del proceso.

8. Documentación y transparencia

- Registro escrito de cada sesión con resumen del caso y recomendaciones.
- Archivo confidencial de casos tratados.

- Informes anuales de actividades y evaluación de impacto.

9. Evaluación y mejora continua

El comité evaluará anualmente su composición, eficacia de recomendaciones y pertinencia del uso de la andragogía y del método del caso Harvard.

DIAGRAMA DE FLUJO CHB

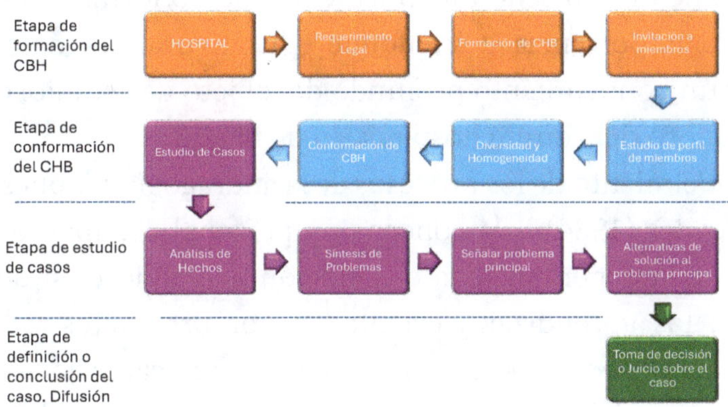

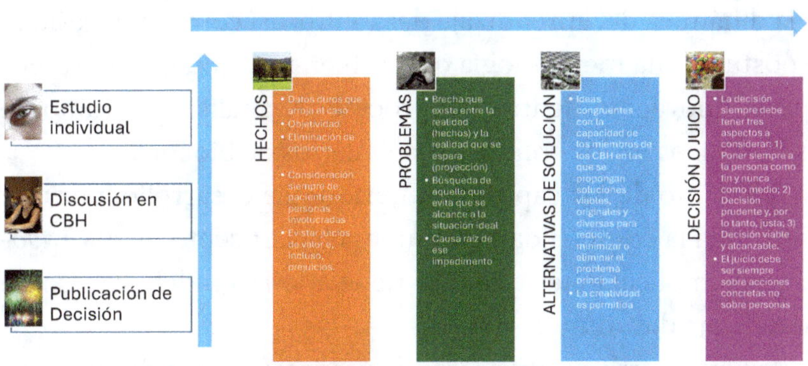

PROCESO DE ANÁLISIS DE CASOS DENTRO DEL CHB

Conclusiones

El juicio bioético de la presente propuesta parte de la necesidad de generar e innovar estrategias que faciliten la educación de los miembros de los comités hospitalarios de bioética mediante la utilización de métodos y técnicas para el análisis de casos que involucren dilemas bioéticos.

Se propone un rediseño dinámico del proceso formativo al reconocer la importancia del enfoque educativo andragógico para lograr un conocimiento profundo del objeto de estudio: el propio miembro del comité hospitalario de bioética.

El reconocimiento de los procesos de la andragogía propuestos por Knowles (1984) —la concepción personal del aprendizaje, el rol de la experiencia, la orientación a la aplicación del aprendizaje, los aprendizajes orientados por propósitos y la motivación intrínseca— permitiría establecer una capacitación continua e integral, basada en la objetividad y en la realidad del educando adulto.

A lo largo de esta investigación se ha desarrollado y justificado la dinámica del aprendizaje del adulto, así como la necesidad de postular una metodología que, si bien no es nueva, representa una innovación dentro del proceso de análisis y estudio de casos clínicos en los comités hospitalarios de bioética.

A lo largo de los capítulos anteriores se desarrolló, por una parte, toda la complejidad que supone el concepto de *andragogía* y las implicaciones que este tiene a lo largo del proceso de aprendizaje del adulto.

Por otra parte, se abordaron los aspectos más relevantes de la metodología del caso y la relación que le otorgamos —núcleo central de esta investigación— dentro del análisis de casos clínicos por parte de los CHB. En este sentido, se profundizó en los fundamentos epistemológicos y sistemáticos del proceso de análisis de casos, hasta llegar al punto más relevante del mismo: alcanzar el consenso para una conclusión, acuerdo, sugerencia o decisión.

Al hacerlo, el CHB cumple el objetivo propuesto de manera clara, objetiva y libre de sesgos profesionales o personales. De ahí que la aplicación de esta metodología novedosa resulte factible y plenamente justificada.

En nuestra opinión, finalmente, podemos afirmar sin lugar a dudas que la tesis planteada en la presente investigación se alcanza y se justifica en toda su magnitud.

En resumen, podemos destacar las siguientes ideas centrales de esta guía:

1. **Relevancia de la andragogía en la bioética hospitalaria**
   El texto demuestra que la andragogía no es solo una disciplina educativa, sino también un recurso ético y práctico para los CHB. Dado que los adultos aprenden mejor a través de la experiencia, la reflexión y la autonomía, el método del caso se adapta de manera natural a este modelo. Como señala Knowles (1986), «el adulto aprende lo que le resulta útil y aplicable en su vida inmediata», lo cual se confirma en el análisis de dilemas clínicos reales.

2. **Superación de la heterogeneidad de los comités**
   La pluralidad de perfiles en los CHB, lejos de constituir una desventaja, se convierte en un valor agregado cuando existe una metodología común que estructura el debate. Tal como plantea la Guía de CONBIOÉTICA (2015), la integración de comités multidisciplinarios y

plurales exige una estrategia que logre amalgamar diferencias. El método del caso, aplicado andragógicamente, proporciona ese marco de homogeneización.

3. **Fortalecimiento de la deliberación bioética**
   La propuesta fomenta una deliberación basada en hechos, problemas, alternativas y consensos, lo que se alinea con la tradición casuística en bioética (Jonsen, Siegler y Winslade, 2010). Este enfoque evita juicios precipitados y centra la atención en la dignidad humana, la justicia y la responsabilidad profesional.

4. **Implicaciones sociales y formativas**
   Más allá del ámbito hospitalario, la metodología aquí descrita tiene un efecto multiplicador: los miembros de los CHB pueden transmitir estas formas de razonamiento ético a sus entornos profesionales, familiares y sociales, generando una cultura de deliberación bioética. En este sentido, la obra no solo propone un método, sino una ética aplicada a la educación del adulto.

5. **Proyección futura y pertinencia académica**
   El libro abre una línea de trabajo relevante para la formación continua en bioética, al vincular filosofía, pedagogía, psicología y sociología dentro de un marco práctico. Esto fortalece el campo emergente de la educación en bioética hospitalaria. Al establecer una metodología replicable y medible, la propuesta de Rosenberg contribuye a la profesionalización de los CHB y a la consolidación de la bioética como disciplina aplicada.

Un Comité Hospitalario de Bioética conforme con las normas de la OMS debe ser diverso en su composición, homogéneo en su capacidad deliberativa y andragógico en su funcionamiento, utilizando el método del caso de Harvard como vía sistemática para analizar dilemas éticos reales.

En suma, esta guía ofrece una innovación metodológica que, sin ser completamente nueva, resulta pionera al trasladar el método del caso y la andragogía al análisis bioético hospitalario. Su valor radica en conjugar objetividad, participación plural y formación continua de adultos en la resolución de dilemas clínicos.

Referencias bibliográficas

1. CONBIOÉTICA (2015). *Guía nacional para la integración y el funcionamiento de los Comités Hospitalarios de Bioética*. Quinta edición.
2. IESE (2021). *El método del caso*. Instituto de Estudios Superiores de la Empresa.
3. Jonsen, A., Siegler, M. & Winslade, W. (2010). *Clinical Ethics: A Practical Approach to Ethical Decisions in Clinical Medicine*. McGraw Hill.
4. Knowles, M. S. (1984). *Andragogy in Action: Applying Modern Principles of Adult Education*. San Francisco: Jossey-Bass.
5. Knowles, M. S. (1986). *The Adult Learner: A Neglected Species*. Houston: Gulf Publishing.
6. Llano, C. (2001). *El método del caso: teoría y práctica*. IPADE.
7. UNESR (1979). *Fundamentos de la andragogía*. Universidad Nacional Experimental Simón Rodríguez.
8. RAE. (2023). *Diccionario histórico de la lengua española*. Real Academia Española.

Referencias normativas internacionales

1. OMS. WHO Guidance on Clinical Ethics (2025).
2. CIOMS/OMS. Operational Guidelines for Ethics Committees (2021).
3. UNESCO. Universal Declaration on Bioethics and Human Rights (2005).
4. Harvard University. The Case Method (2022).
5. Knowles, M. S. The Modern Practice of Adult Education: From Pedagogy to Andragogy (1980).

Lecturas recomendadas:

Manual de procedimientos ortodónticos
(Ricardo García Cuevas)

Cáncer: Todo lo que deberías conocer
(Rogelio Martínez Macias)

Tratamiento de las fracturas y
sus complicaciones por fijación externa descartable
(Alfredo Aybar Montoya)

Farmacología farmacocinética
(Dr. Pedro Pablo Zamora Yates)

CADUCEUS

www.ingramcontent.com/pod-product-compliance
Lightning Source LLC
LaVergne TN
LVHW050950051026
849532LV00005B/1774
9789564240671